AF310494

NOTE

SUR LA

LARYNGOSCOPIE

SUIVIE DE LA DESCRIPTION

DE QUELQUES INSTRUMENTS NOUVELLEMENT EMPLOYÉS

DANS LE TRAITEMENT

DES AFFECTIONS DE L'APPAREIL VOCAL

PAR H. GALANTE

PARIS

H. GALANTE ET Cie

Fabricants d'instruments de chirurgie,

98, PLACE DAUPHINE

—

1865

NOTE

SUR

LA LARYNGOSCOPIE

SUIVIE DE LA DESCRIPTION

DE QUELQUES INSTRUMENTS NOUVELLEMENT EMPLOYÉS DANS
LE TRAITEMENT DES AFFECTIONS DE L'APPAREIL VOCAL

Le but de ce travail est de faire ressortir l'importance de la laryngoscopie, la facilité de son application au diagnostic et au traitement des maladies de l'appareil vocal, et de tendre ainsi à répandre dans le monde médical une méthode d'exploration qui, bien que nouvelle encore, a déjà rendu de grands services à la science et à l'humanité.

Quand une découverte a lieu en médecine, il faut toujours un temps assez long pour qu'elle reçoive une application générale en pratique; le laryngoscope a subi la loi commune, et malgré les nombreuses monographies publiées à son sujet, malgré la faveur toute particulière qu'il a trouvée près des princes de la science, au sein des académies et des sociétés savantes, son emploi est encore loin d'être universellement répandu parmi les praticiens. Que l'on parcoure les journaux de médecine de ces dernières années, les travaux de MM. les docteurs Czermak, Turck, Semeleder, Lewin, Von Bruns, Morel Mackensie en Angleterre, Halbertsma en Hollande, Garcia, Mandl, Moura-Bourouillou, et Fauvel en France, et autres médecins distingués, on sera frappé des progrès que la laryngoscopie a déjà portés dans la pathologie du larynx. Autrefois, en effet, le diagnostic des tumeurs de diverse nature que l'on peut rencontrer dans cet organe était exclusivement basé sur des signes purement fonctionnels, ces signes étaient à peu près les mêmes pour toutes les affections laryngées : enrouement, aphonie, suffocation ; on n'avait pour les distinguer que les considérations tirées de l'état général et de la constitution de l'individu ; aussi, combien les erreurs de diagnostic étaient fréquentes ! Mais aujourd'hui, grâce au laryngoscope, une pareille confusion ne doit plus exister, car il est facile au médecin exercé de reconnaître la nature et le siége précis d'une maladie de l'appareil vocal. L'application du laryngoscope demande une certaine habitude et il faut suivre des règles aujourd'hui bien fixées pour arriver à le manier avec succès.

Le chirurgien pourra donc porter à coup sûr le remède sur la partie à opérer ; et le médecin ne sera plus exposé à faire un traitement au moins intempestif puisqu'il aura constaté directement la nature de l'affection laryngienne.

Nous croyons rendre service aux médecins en leur mettant sous les yeux un extrait de la *Gazette hebdomadaire de médecine et de chirurgie* imprimée à Paris, relatif à l'emploi du laryngoscope.

A la page 147 de l'année 1862, on lit ce qui suit :

TRAVAUX ORIGINAUX.

C'est la GAZETTE HEBDOMADAIRE *qui a introduit en France les premiers travaux sur la laryngoscopie et la rhinoscopie. Il lui restait un désir, celui de donner un exposé détaillé des notions pratiques nécessaires à l'emploi des instruments et propres à déterminer la portée clinique du nouveau moyen d'investigation. La thèse inaugurale de M. Ch. Fauvel répond si bien à cette pensée, que nous croyons devoir la reproduire en grande partie.*　　　　　A. D.

DU LARYNGOSCOPE AU POINT DE VUE PRATIQUE, par M. Ch. FAUVEL, docteur en médecine de la Faculté de Paris, ancien interne des hôpitaux de Paris.

Nous ne publierons que quelques pages de ce travail.

CHAPITRE Ier.

INSTRUMENTS.

§ 1er. — *Laryngoscope ou miroir laryngien.*

Le *laryngoscope* est un petit miroir plan fixé au bout d'une tige métallique sous un angle déterminé.

Sous la main des médecins allemands, il revêtit toutes sortes de formes. Ainsi M. Turck se servit d'abord de miroirs oblongs, puis ovales, puis ronds; M. Czermak en fit construire de quadrangulaires à angles arrondis.

Presque tous ces miroirs étaient en acier ou en cuivre argenté. Plus tard on en fit en verre étamé, entouré d'un cadre en packfond. Ceux-ci sont préférables aux premiers; ils s'altèrent moins, ne s'oxydent pas, donnent une image naturelle, et sont d'un entretien facile.

Les dimensions du laryngoscope sont variables. Pour M. Turck, l'axe longitudinal des miroirs ovoïdes varie de 18 à 30 millimètres, leur plus grande largeur de 11 à 20 millimètres, et le diamètre des miroirs ronds de 13 à 22 millimètres. M. Czermak veut qu'ils aient une dimension de 14 à 30 millimètres; c'est aussi l'avis des médecins français. Du reste, tous les observateurs sont d'accord que les grands miroirs sont plus avantageux que les petits. Cependant, quand les amygdales sont très-développées, il faut prendre un petit miroir, afin de pouvoir le placer derrière elles. Dans un autre cas, lorsque l'épiglotte est très-inclinée en arrière, ou mal conformée, comme nous le verrons plus tard, on doit se servir d'un petit miroir elliptique, dont la tige est soudée à l'une des extrémités, et on le porte profondément dans le pharynx, afin d'éclairer l'attache antérieure des cordes vocales.

La tige du laryngoscope est en métal rigide, mais assez flexible pour qu'on puisse lui donner les courbures nécessaires.

. . . .

Une question importante à résoudre est la détermination de l'angle sous lequel le miroir doit être incliné.

Nous nous servons toujours du miroir incliné à 120°.

. . . .

La longueur de la tige du laryngoscope est de 12 à 15 centimètres; elle est fixée dans un petit manche en bois de 7 centimètres, perforé pour la recevoir, et muni d'une vis qui sert à raccourcir ou à allonger cette tige.

§ II. — *Instruments d'éclairage artificiel et de leur mode d'emploi.*

1° *Miroirs réflecteurs.* — Nous avons vu que Garcia avait renoncé à cet éclairage, et que M. Turck ne se servait aussi que de la lumière solaire. C'est à M. Czermak que revient le mérite d'avoir, le premier, utilisé la lumière artificielle. Dès le principe, il approchait, autant que possible, de la bouche largement ouverte, la flamme d'une lampe. Il tenait d'une main, entre ses yeux et la flamme, un miroir plan rectangulaire de dimensions suffisantes pour garantir ses yeux contre la lumière et pour donner une image de son pharynx éclairé ; l'autre main dirigeait le miroir laryngien.

a. *Description.* — Cet éclairage parut à juste titre très-insuffisant à M. Czermak; il se servit alors de l'ophthalmoscope à support de Ruete. Cet ophthalmoscope n'est autre chose qu'un miroir concave dont le centre n'est pas étamé, de sorte qu'il paraît percé d'un trou de 6 à 8 millimètres environ, au travers duquel l'observateur regarde l'image laryngoscopique ; en un mot, c'est un simple réflecteur.

Ces miroirs sont par leur disposition concave des instruments destinés à concentrer la lumière artificielle sur un point donné. Leur forme est circulaire, et leur diamètre ne dépasse guère 8 à 10 centimètres. Cependant M. Turck se sert de miroirs qui ont une dimension beaucoup plus grande. Leur distance focale est comprise entre 20 et 30 centimètres, c'est donc à cette distance qu'il faut placer la bouche du malade.

M. Czermak adapte à la tige du réflecteur un petit manche qui se place entre les dents molaires. Ce manche est une plaque de bois longue de 8 centimètres, large de 1 à 2 centimètres, épaisse de 5 millimètres. L'extrémité antérieure est montée en cuivre, et porte latéralement une petite pièce carrée également en cuivre, percée d'un trou horizontal et d'un trou vertical. La tige du réflecteur glisse à volonté dans l'un ou dans l'autre de ces trous, et s'y trouve maintenue à l'aide d'une petite vis

MM. Stellwag et Semeleder adaptèrent le réflecteur à une châsse de lunettes au moyen d'une pilule ou genouillère.

. . . .

M Turck, peu satisfait de toutes ces modifications, chercha un mécanisme isolé de l'observateur, un moyen de rendre le réflecteur indépendant des mouvements du médecin. Il inventa un appareil s'articulant comme l'avant-bras sur le bras, au bout duquel il fixa le miroir concave percé d'un trou central.

b. *Mode d'emploi.* — Quel que soit le réflecteur dont on se sert, on le dispose la face réfléchissante tournée du côté du sujet, et, par une inclinaison convenable, on dirige les rayons lumineux horizontalement ou un peu obliquement du haut en bas vers le fond de sa bouche.

On a le soin de placer la lampe sur le côté et un peu en arrière du sujet.

Tout le monde sait que la flamme d'une lampe renvoyée par un miroir concave apparaît renversée et plus petite à une distance fixe de ce miroir, à l'endroit nommé foyer ou distance focale, c'est l'endroit où l'image de la flamme est la plus brillante et éclaire le mieux les objets. Il faut donc que la bouche soit placée à cette distance, c'est-à-dire au foyer principal du miroir concave.

Afin d'augmenter l'intensité de l'image focale de la flamme, on interpose entre la lampe et le réflecteur, soit des verres ardents, des boules pleines d'eau, soit une lentille biconvexe, comme l'a indiqué M. Mourra-Bourouillou. Dans ce cas, on place la flamme de la lampe à 7 centimètres environ de la lentille, c'est-à-dire à son foyer principal, de telle manière que les rayons lenticulaires tombent sur le réflecteur dans une direction parallèle.

Au lieu d'un réflecteur concave, le docteur Moura a imaginé de se servir d'une loupe biconvexe que l'on place entre la flamme d'une lampe et la bouche du malade. Le médecin regarde directement dans la bouche en se plaçant derrière la lampe.

§ III. — *Instruments d'éclairage solaire et de leur mode d'emploi.*

Lorsque le soleil est près de l'horizon, soit à cause de l'heure de la journée, soit à cause de la saison, il suffit de placer le malade en face du soleil, et d'envoyer directement dans sa bouche un petit faisceau de rayons lumineux au moyen d'un écran percé d'un trou. Mais comme il est très-rare de pouvoir agir ainsi, on a cherché à imprimer aux rayons du soleil une direction favorable à l'éclairage du laryngoscope.

Il suffit pour cela d'une petite glace ordinaire sur laquelle on reçoit les rayons solaires. On la place sur un meuble, sur une fenêtre ou sur un appui quelconque, et on l'incline de façon à réfléchir les rayons horizontalement ou mieux obliquement de haut en bas. Le malade, assis le dos tourné au soleil, regarde le miroir ; et le faisceau lumineux convenablement dirigé vers le fond de sa bouche éclaire vivement le laryngoscope.

Ce faisceau lumineux ne doit pas avoir une étendue plus grande que celle de la bouche du malade largement ouverte, afin qu'il ne puisse frapper ses yeux pendant l'examen laryngoscopique.

. . . .

. . . .

CHAPITRE II.

EMPLOI MÉTHODIQUE DU LARYNGOSCOPE.

§ Ier. — *Application du miroir laryngien.*

Après avoir dirigé l'image focale de la flamme dans le fond de la bouche au moyen des appareils que nous venons de décrire, le médecin procède à l'introduction du miroir laryngien de la manière suivante :

Il place le manche du laryngoscope entre ses doigts comme une plume à écrire ; il a soin de faire chauffer l'instrument, afin de le mettre à la température de l'arrière-bouche du malade, sinon l'air chaud expiré ternirait bien vite sa surface réfléchissante. Il chauffe donc le laryngoscope, soit en le plongeant dans de l'eau chaude, soit en promenant sa face brillante au-dessus de la flamme d'une lampe ou d'une simple bougie ; il essuie bien le miroir, et l'applique sur sa main ou sur sa joue pour apprécier sa température, car, trop chaud, il brûlerait la muqueuse buccale, trop froid, il se ternirait vite. M. Turck, pour combattre le refroidissement rapide, avait intercalé dans ses miroirs une couche d'un corps mauvais conducteur de la chaleur, une couche d'asbeste; mais il a renoncé à ce moyen à cause du trop grand volume donné au laryngoscope par cette addition. Avec un peu d'habitude, on arrive à connaître le degré de chaleur le plus élevé que puisse supporter le malade, et l'on peut ainsi laisser l'instrument dans sa bouche pendant assez longtemps sans qu'il se ternisse.

On recommande ensuite au malade d'ouvrir largement la bouche et de tenir la tête immobile. Les appuie-tête qui ont été proposés à cet effet sont tout à fait inutiles et gênent le malade.

Une condition aussi essentielle que celle de l'immobilité, c'est la direction de la tête par rapport à l'axe du tronc; il faut que la tête soit maintenue dans cet axe; il faut qu'elle reste bien droite, et l'on parvient alors à bien éclairer le voile du palais, ses piliers et la paroi postérieure du pharynx.

Alors seulement on introduit dans la bouche le miroir préalablement chauffé en dirigeant sa surface réfléchissante en bas. Dans cette position, le manche et la tige du miroir sont presque perpendiculaires à la langue; on relève lentement la tige, mais sans hésitation, de façon que la surface non réfléchissante se rapproche peu à peu du voile du palais. Pendant cette manœuvre, il faut avoir soin de ne faire tourner le miroir ni à droite ni à gauche; il doit rester toujours dans une position telle que le bord inférieur soit parallèle à la surface de la langue, et que par conséquent les deux bords latéraux soient, au contraire, perpendiculaires à cet organe. On repousse alors le voile du palais et la luette avec le dos de l'instrument, et on incline le miroir vers le larynx.

Il s'agit maintenant de placer cet instrument au fond de la bouche dans des conditions telles qu'il reçoive les rayons incidents et les réfléchisse dans la direction du larynx, c'est-à-dire suivant l'axe vertical de cet organe. Afin de rendre facile la recherche de cette direction, nous devons rappeler ici les lois de l'optique relatives à la marche des rayons lumineux.

Or, ces lois nous apprennent : que *l'angle de réflexion est égal à l'angle d'incidence ; que le rayon incident et le rayon réfléchi sont dans un même plan perpendiculaire à la surface réfléchissante,* et qu'enfin, dans les miroirs plans, et le laryngoscope en est un, l'image do l'objet oo fait derrière le miroir à une distance égale à celui de l'objet lui-même, et sur la perpendiculaire abaissée de l'objet sur le miroir.

Les lois de l'optique nous apprennent, de plus, que dans les miroirs plans l'image est de même grandeur que l'objet, et que l'image est *symétrique* de l'objet et *non renversée*, en attachant au mot symétrique le même sens qu'en géométrie, où l'on dit que deux points sont symétriques par rapport à un plan, lorsqu'ils sont situés sur une même pendiculaire à ce plan et à une distance égale, l'un d'un côté du plan, l'autre de l'autre côté.

Or, l'objet que nous devons éclairer par réflexion, c'est-à-dire le larynx, se trouve situé entre le pharynx et la base de la langue ; son axe vertical forme avec la surface de la langue un angle droit, c'est-à-dire un angle à 90 degrés environ.

Les rayons incidents qui partent du réflecteur ou de la lentille pénètrent au fond de la bouche parallèlement à la face supérieure de la langue.

Le miroir laryngien qui reçoit ces rayons doit, pour éclairer le larynx, les réfléchir suivant l'axe vertical de l'organe de la voix. Comme les rayons incidents et les rayons réfléchis se rencontrent à angle droit sur la surface du miroir, les angles de réflexion et d'incidence étant égaux, chacun d'eux sera de 45 degrés, c'est-à-dire égal à la moitié d'un angle droit ; ce qui veut dire que la surface réfléchissante du laryngoscope doit être inclinée à la fois de 45 degrés, et sur la surface horizontale de la langue et sur l'axe vertical du larynx.

Nous pouvons donc établir la règle suivante : *l'inclinaison du laryngoscope au fond de la bouche doit être de 45 degrés.*

Il ne s'agit plus pour obtenir l'éclairage du larynx que de placer le laryngoscope au fond de la bouche dans une inclinaison de 45 degrés, et alors apparaît l'*image laryngospique.*

§ II. — *Image laryngoscopique.*

Sous ce nom, nous comprenons l'image de toutes les parties constituantes de l'appareil phonateur, représentée dans le miroir laryngien.

Avant de la décrire, nous ferons remarquer que cette image n'est renversée que dans un sens et non dans deux sens.

Pour n'en donner qu'un exemple, supposons une ulcération siégeant sur la partie postérieure de la corde vocale gauche. Cette ulcération apparaîtra dans le miroir toujours du même côté par rapport au malade, c'est-à-dire du côté gauche de ce dernier.

L'image n'est donc renversée que dans le sens antéro-postérieur. Ce qui est en avant apparaît en arrière, ou, pour mieux dire, ce qui

est en avant apparaît en haut dans le miroir. L'épiglotte, par exemple, qui est située en avant dans le larynx, apparaît en arrière ou
mieux en haut dans le miroir, tandis que les cartilages arythénoïde s
qui se trouvent en arrière dans le larynx se voient en avant ou mieux
en bas dans le miroir.

Ceci bien compris, décrivons l'image laryngoscopique de haut en
bas ou d'arrière en avant.

On voit d'abord en haut du miroir la face supérieure libre de
l'épiglotte, sur le milieu de laquelle on remarque le repli glosso-épi-
glottique, et de chaque côté les fossettes sus-épiglottiques; puis, plus
bas ou en avant, le bord libre de l'épiglotte, diversement conformé,
plus ou moins relevé, donnant naissance à droite ainsi qu'à gauche à
deux replis, l'un horizontal se dirigeant en dehors, et appelé pharyngo-
épiglottique, l'autre se dirigeant au contraire en bas et d'arrière en
avant, appelé aryténo-épiglottique. Ces deux replis circonscrivent
entre eux et le pharynx un espace triangulaire profondément creusé
en gouttière, et divisé latéralement par un petit repli transversal en
deux fossettes, nommées *fossettes naviculaires* par le docteur Petz.

Plus bas et sur le milieu, entre les replis aryténo-épiglottiques, apparaît une ouverture triangulaire à sommet dirigé en haut et en
avant, et formée par les cordes vocales inférieures ou vraies.

En dehors et au-dessus des cordes vocales proprement dites, se
voient une fente longitudinale qui n'est autre que l'entrée des ventri-
cules du larynx, et plus haut les cordes vocales fausses ou supérieures
qui se continuent en dehors avec le repli aryténo-épiglottique.

Tout à fait en avant et en bas, on observe les cartilages aryténoïdes
couronnés par les tubercules de Santorini, et de chaque côté, dans
l'épaisseur même du repli aryténo-épiglottique, les cartilages de Wris-
berg.

Plus bas et en arrière, on aperçoit la partie moyenne et postérieure
des gouttières latérales du pharynx qui conduisent dans l'œsophage.

Nous ajouterons que pendant l'inspiration, au moment où les cordes
vocales s'écartent, l'image de la trachée et de ses anneaux apparaît
dans le miroir à travers l'ouverture de la glotte.

Telles sont, à l'état normal et en abrégé, les dispositions des diverses
parties de l'image laryngoscopique.

Jusqu'à présent, nous avons supposé qu'aucun obstacle ne s'est ren-
contré dans l'application du laryngoscope; nous allons voir quelles
sont les difficultés que l'on rencontre le plus ordinairement, et com-
ment on peut les éviter.

. . . .
. . . .
. . . .

Du reste, il ne faut pas s'y tromper, les efforts de vomissement provoqués par l'introduction du laryngoscope sont dus le plus ordinairement à l'inhabileté du médecin, à la pusillanimité du malade.

Le médecin qui veut acquérir en peu de temps l'adresse et la sûreté de main qu'exige le maniement du laryngoscope doit commencer par l'appliquer sur lui-même. C'est, selon nous, la méthode la plus rapide pour vaincre les difficultés inhérentes aux premières tentatives. Plus tard, il recueillera les fruits de sa persévérance. Habitué à bien voir sur lui-même à l'aide de l'autolaryngoscopie, et connaissant la position de l'épiglotte, sa forme, ses courbures, ses mouvements, la disposition des cartillages aryténoïdes et des cordes vocales, ainsi que les rapports de ces organes entre eux, il distinguera facilement toutes ces parties sur le malade.

. . . .

Quelquefois la luette vient se présenter au-devant de la surface réfléchissante du miroir et gêner l'éclairage. Il faut alors retirer le laryngoscope et l'appliquer de nouveau, en ayant soin de refouler cet organe en haut avec le dos de l'instrument.

Mais, nous ne saurions trop le répéter, c'est presque toujours l'absence de calme de la part du malade et le défaut de circonspection de la part du médecin, qui font échouer dans l'application du laryngoscope.

Nous ne terminerons pas ce chapitre sans faire remarquer la grande différence qui existe entre le larynx de la femme et celui de l'homme, relativement à leur éclairage. *Le larynx de la femme est bien plus facile à éclairer*, à cause de ses dispositions anatomiques. La saillie thyroïdienne étant bien moins prononcée, l'angle glotto-épiglottique est plus ouvert, le diamètre antéro-postérieur du larynx est egalement plus court, toutes conditions qui sont favorables à l'éclairage.

. . . .
. . . .
. . . .

(*Gazette hebdom.* du 14 mars 1862.)

Ces considérations étaient importantes à reproduire ici ; elles démontrent surabondamment l'importance de la la-

ryngoscopie pour établir le diagnostic rigoureux des affections de l'appareil vocal, et pour rendre possibles, faciles
même, les opérations que réclament ces maladies jusqu'ici
méconnues, et le plus souvent abandonnées comme incu-
rables.

Il ne nous reste plus maintenant qu'à décrire les instruments que nous fabriquons pour l'exploration du larynx
et le traitement chirurgical des affections que l'on y rencontre le plus fréquemment.

APPAREIL LARYNGOSCOPIQUE (fig. 1)

Cet appareil se monte sur une lampe ordinaire B et se
compose : d'une forte lentille biconvexe C, enchâssée dans
un cadre métallique. Celui-ci porte à sa partie supérieure
un petit miroir plan D spécialement destiné à l'observateur
qui veut explorer lui-même son larynx, à sa partie infé-
rieure, le cadre de la lentille porte une charnière à laquelle
est adaptée une tige qui s'engage dans un anneau de laiton
dont on entoure le verre de la lampe. Le point diamétra-
lement opposé de cet anneau est muni d'un porte-écran E
dans lequel on adapte une feuille de carton.

Les miroirs A sont les laryngoscopes destinés à refleter
l'image laryngoscopique, ils sont, ainsi que l'indique la
figure, enchâssés dans un cadre métallique dont les angles
sont soigneusement arrondis.

Ces miroirs sont montés sur des tiges qui s'engagent
dans un manche commun F. — Les pièces de l'instrument
sont contenues dans une boîte portative.

L'appareil étant adapté à la lampe, le malade se place
devant l'observateur, la bouche largement ouverte et di-
rigée vers l'axe de la lentille. Le médecin saisissant alors

la langue de la main gauche, l'abaisse en l'attirant forte-
ment au dehors au moyen d'une compresse ; introduisant
alors dans l'arrière-bouche le miroir préalablement chauffé

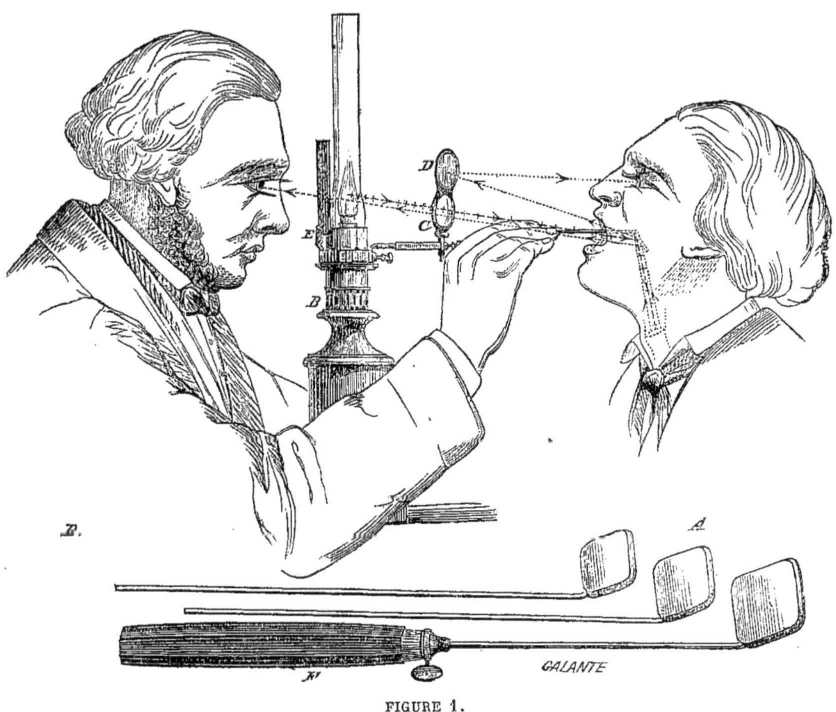

FIGURE 1.

à la lampe, il relève la luette et en engageant le malade
à pousser de petits cris aigus, il aperçoit dans le miroir l'intérieur du larynx.

L'appareil laryngoscopique permet aussi de pratiquer
la rhinoscopie, c'est-à-dire d'examiner l'arrière-cavité des
fosses nasales. Il suffit, à cet effet, de relever la luette avec
l'instrument dessiné plus loin fig. 5, et de donner au petit
miroir réflecteur une direction inverse de celle qu'on lui
donne pour la laryngoscopie.

NOUVEL APPAREIL A LARYNGOSCOPIE (fig. 2)

La figure 2 représente un nouvel appareil que nous avons construit d'après les indications du docteur Fauvel.

Cet instrument a l'avantage d'empêcher toute déperdition de lumière et partant, point de lumière diffuse dans

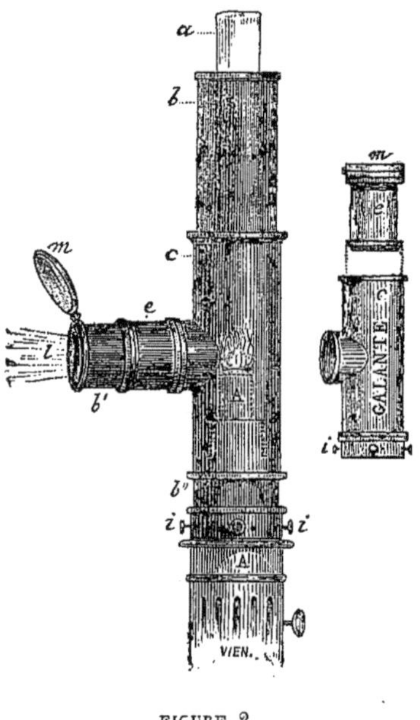

FIGURE 2.

l'appartement, avantage que n'avait encore aucun laryngoscope connu.

Cet appareil peut se placer sur n'importe quelle lampe. Les vis de rappel *i*, serrent ou desserrent à volonté, suivant que l'on veut placer ou retirer l'instrument.

Le tirage *b"* sert à placer le tube *e*, porteur de la loupe *l* à la hauteur de la flamme de la lampe.

Un second tirage *b* sert à son tour à concentrer davantage la lumière, et enfin un troisième *b'* facilite le placement de la loupe à son foyer.

A la partie supérieure de la loupe se trouve placé un petit miroir plan articulé *m*, qui permet au malade de se voir, en l'inclinant plus ou moins, et en même temps de se servir de l'appareil comme auto-laryngoscope.

Les tirages *b* et *b"* rentrent dans le corps de l'instrument, le tube *e* se devisse et se place à l'intérieur du tube *b*, où se trouve réservé un pas de vis qui empêche le porte-loupe de tomber. Le miroir *m* comme on peut le voir dans la figure 2 *bis*, s'applique exactement sur la loupe.

En sorte que cet appareil paraissant grand au premier abord, finit par former un volume assez petit pour être mis dans la poche.

Cet instrument est complet avec deux miroirs laryngiens et un manche dans une boîte garnie en peau.

PORTE-CAUSTIQUES

Les porte-caustiques sont les annexes indispensables du laryngoscope. Ce sont, en effet les instruments dont se

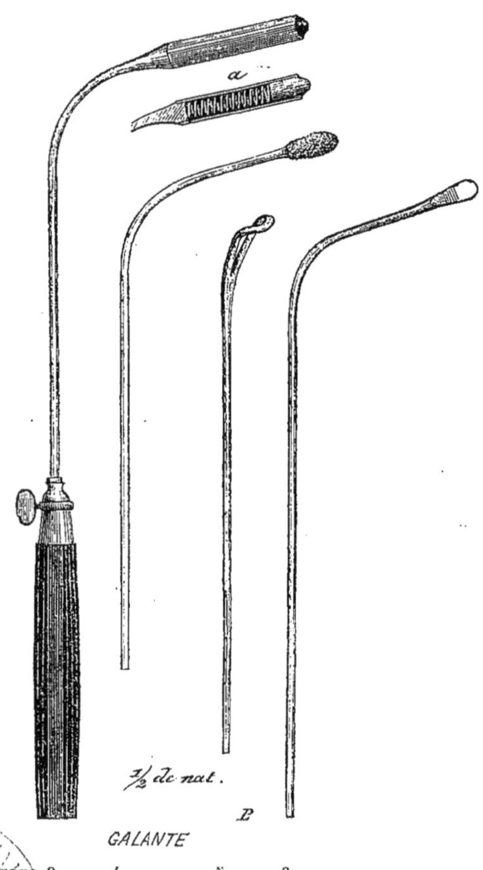

servent le plus fréquemment les chirurgiens dans le traitement des maladies du larynx.

La première condition de ces instruments est d'avoir une grande solidité; on comprend, en effet, les accidents graves qui pourraient résulter de la chute dans le larynx d'un crayon de nitrate d'argent ou de tout autre agent destiné à le cautériser. C'est cette condition surtout que nous nous attachons à remplir; le porte-caustique du docteur Fauvel que nous fabriquons, est sous ce rapport à l'abri de toute épreuve. (Voir figure 3.)

Il se compose d'une tige courbée munie d'un manche à l'une de ses extrémités, à l'autre extrémité elle porte un pas de vis auquel s'adapte un petit cylindre creux. Ce cylindre porte dans son intérieur un ressort à boudin terminé par une petite plaque qui repose sur le crayon caustique et le chasse (voir figure *a*) au devant d'elle de manière à ce qu'il dépasse toujours légèrement l'orifice inférieur du cylindre.

La figure 4 représente un autre genre de porte-caustique, servant pour les liquides : ce n'est autre qu'une tige recourbée à laquelle on adapte solidement une éponge ; il se monte sur le même manche que le premier, ainsi que les autres instruments désignés ci-dessous.

La figure 5 est le releveur de la luette décrit plus haut, servant pour la rhinoscopie ; c'est une tige métallique terminée à sa partie supérieure en forme de cuiller fenetrée.

La figure 6 est un scarificateur qui a pour but de couper les brides qui viennent quelquefois entre les cordes vocales.

KYSTOTOME LARYNGIEN (fig. 7)

Cet instrument sert à ponctionner les kystes et les abcès.
(La figure 7 le représente armé). Il est composé : 1°, d'un
tube recourbé à sa partie supérieure; dans l'intérieur duquel se meut une tige métallique surmontée d'une petite
lame en fer de lance *c*. Pour faire manœuvrer l'instrument
il suffit d'attirer la rondelle *o* d'avant en arrière, jusqu'à la
naissance du levier *a*, de manière à faire rentrer la lame *c*
dans le tube recourbé qui lui sert de gaîne; un petit coup

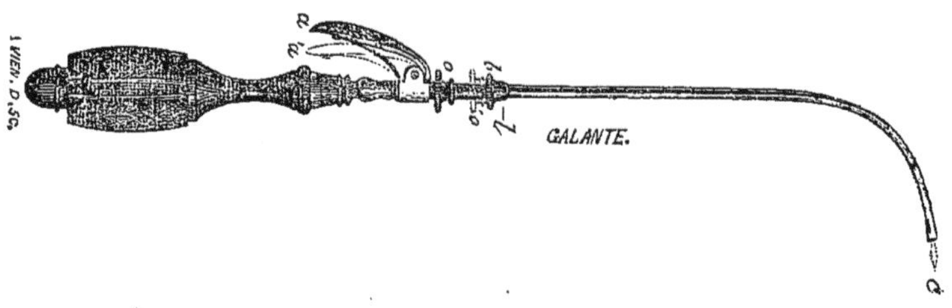

FIGURE 7.

sec qu'on entend alors dénote que l'instrument est armé.
Lorsque le kystotome est introduit et placé sur la partie
que l'on veut ponctionner, on appuie légèrement sur le
levier *a*, ce qui fait sortir la lance poussée par un ressort
caché dans le manche.

Nous avons été témoins nous-mêmes au dispensaire du
docteur Fauvel, pour qui nous l'avions fabriqué, d'une opération de ce genre, opération qui a très-bien réussi.

PINCE A POLYPES DU DOCTEUR FAUVEL (fig. 8)

Cette pince sert à l'arrachement des polypes et des corps
étrangers du larynx, on peut s'en servir aussi pour porter
des éponges.

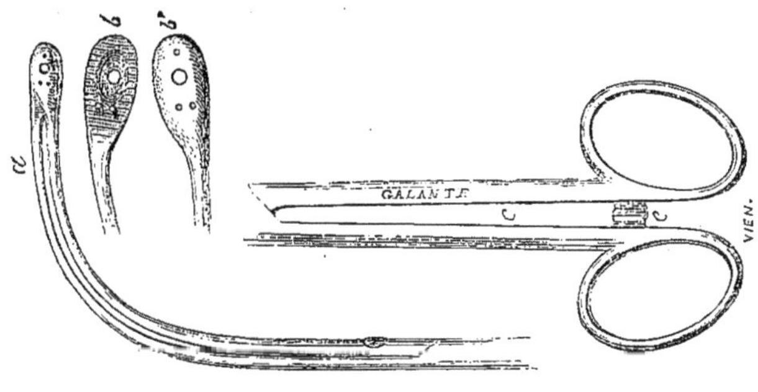

FIGURE 8.

Elle est formée de deux branches recourbées à l'une de
leurs extrémités, les mors sont taillés en lime et garnis de
petites pointes appelées dents de souris, afin d'empêcher
le polype ou le corps étranger de glisser.

EXCITATEUR LARYNGIEN

DU DOCTEUR MOREL MACKENSIE (fig. 9 et 9 *bis*).

Cet instrument a pour but d'électriser directement les cordes vocales inférieures dans les cas de paralysie du larynx. Il est composé :

1° d'un petit tube en cuivre c' destiné à recevoir le cor-

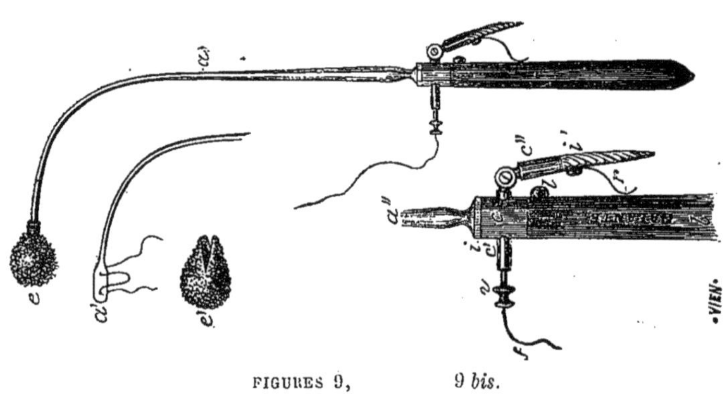

FIGURES 9, 9 *bis*.

don conducteur v d'une machine électrique quelconque (Pôle positif, le cordon du pôle négatif étant dans la main du malade);

2° d'une virole de cuivre c dans laquelle passe le courant électrique, et qui communique avec un levier composé d'une partie de cuivre c'' et d'une partie d'ivoire i' dans laquelle vient se perdre l'électricité.

Lorsqu'on a introduit l'instrument et que l'on veut électriser le malade, il suffit d'appuyer légèrement sur le levier jusqu'à ce que la partie de cuivre *c"* vienne toucher le bouton métallique *l*, qui traverse la tige d'acier *a* en passant à travers le manche.

Le courant s'établit alors, passe dans la tige et de là dans l'éponge que l'on a préalablement imbibée d'eau. Une rondelle d'ivoire *i* placée entre l'embase de la tige *a* et le manche empêche toute communication avant que le levier soit abaissé et permet de rendre le courant intermittent.

La tige d'acier *a* est recouverte d'une couche de gomme élastique qui isole afin de ne pas électriser les parties environnantes ; *a'* et *e'* indiquent la manière de fixer l'éponge. La figure 9 *bis* représente l'instrument prêt à fonctionner.

Nous venons de faire pour la clinique du docteur Fauvel un excitateur à plusieurs tiges démontantes afin de n'avoir pas à défaire l'éponge pour chaque malade ; il suffit de changer la tige ; et un excitateur double qui permet d'électriser les cordes vocales sans avoir besoin que le malade tienne dans sa main un des cordons conducteurs.

Nous fabriquons les appareils pour produire la lumière Drummond et avons eu plusieurs fois occasion de l'appliquer à la laryngoscopie. Ces appareils se composent d'une boîte cubique en métal verni, surmontée d'une cheminée et fixée sur quatre pieds ; l'ingénieux robinet de M. Sainte-Claire Deville qui y est adapté empêche toute explosion. Cette lumière s'obtient en faisant brûler sur un bâton de craie un courant d'oxygène et un d'hydrogène contenus chacun dans une poche ou reservoir en caoutchouc munis de tubes et robinets. Cet appareil fournit un éclairage que l'on peut comparer à la lumière solaire pour son intensité et sa couleur ; il a l'avantage de supprimer tout obstacle entre l'opérateur et le malade.

Au moment de mettre sous presse nous apprenons que notre ami M. le docteur Gentile vient de fonder à Naples une clinique pour les maladies du larynx ; nous ne doutons pas du succès du docteur Gentile qui, à Paris, Londres, Berlin et Vienne, a étudié ces maladies avec soin, et espèrons que d'autres médecins suivront son exemple.

PRIX DES DIFFÉRENTS INSTRUMENTS DÉCRITS DANS LA BROCHURE

Appareil laryngoscopique,	fig. 1.	. . . . . .	30 »
id.	id.	fig. 2.	50 »
Porte-caustique tout en argent,	fig. 3.	. . . . . .	15 »
Porte-éponge, tige maillechor,	fig. 4.	. . . . . .	1 75
Releveur de la luette,	fig. 5.	. . . . . .	2 50
Scarificateur laryngien,	fig. 6.	. . . . . .	3 »
Kystotome laryngien,	fig. 7.	. . . . . .	35 »
Pince à polype,	fig. 8.	. . . . . .	15 »
Excitateur laryngien,	fig. 9.	. . . . . .	16 »
Excitateur id.	double,	. . . . . .	25 »
id. id.	à quatre tiges de rechange	.	21 »

PARIS. — IMP. V. GOUPY ET Cᵉ, RUE GARANCIÈRE, 5.

www.ingramcontent.com/pod-product-compliance
Ingram Content Group UK Ltd.
Pitfield, Milton Keynes, MK11 3LW, UK
UKHW020147080726
13614UKWH00005B/2447

9 782019 259518